85
125

CAUSERIES

SUR

L'ART DENTAIRE EN PROVINCE

DÉDIÉES

AUX HABITANTS DE SAINT-QUENTIN

PAR E. PRUD'HOMME

Chirurgien-Dentiste

35, RUE DU GOUVERNEMENT, 35

(près la rue de Remicourt)

A SAINT-QUENTIN (Aisne).

« Quelle est la jeune femme
» qui sans dents ose sourire ? »
Dom MURPH.

SAINT-QUENTIN : chez tous les Libraires.

1865.

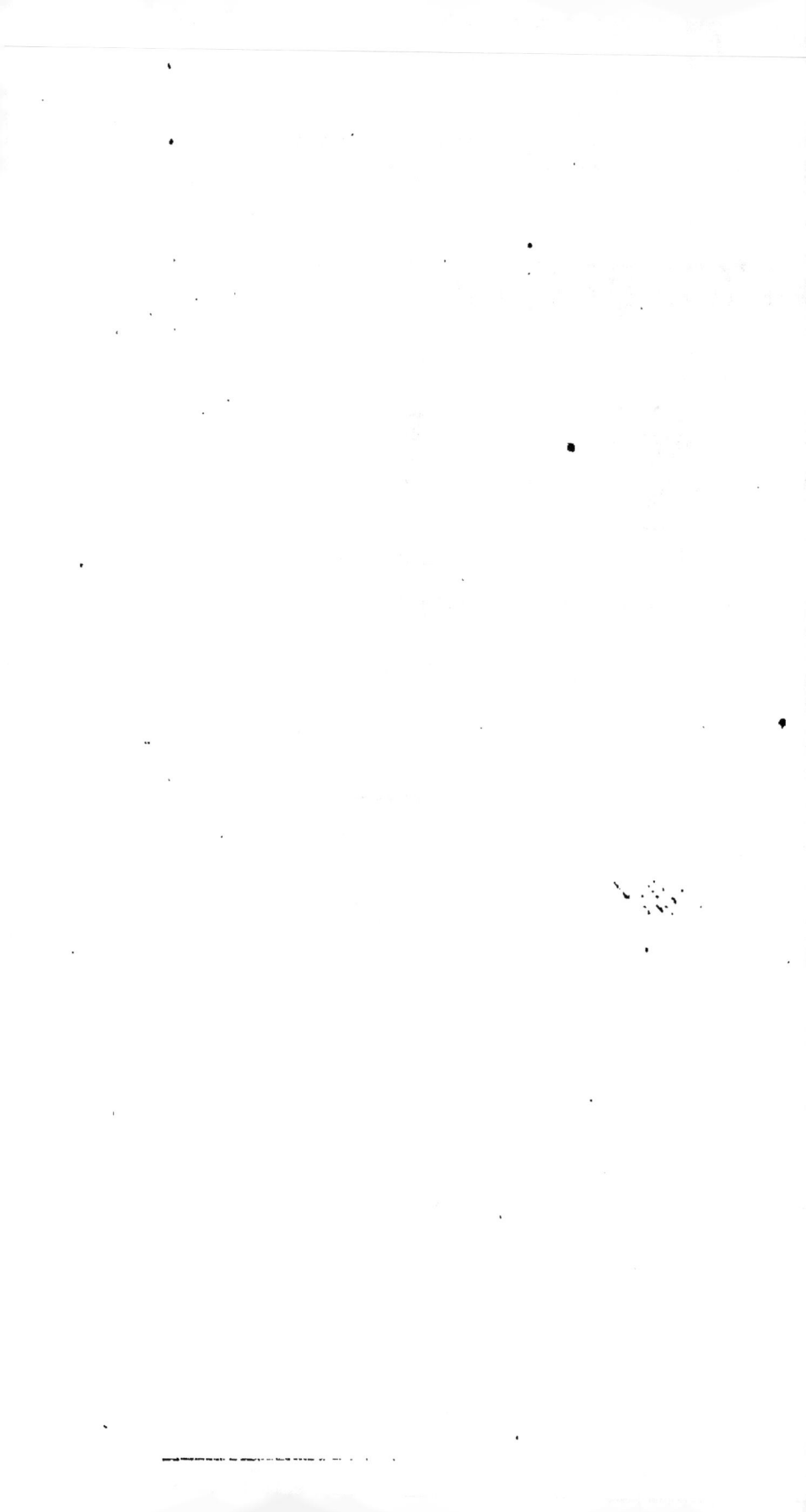

CAUSERIES

SUR

L'ART DENTAIRE EN PROVINCE

DÉDIÉES

AUX HABITANTS DE SAINT-QUENTIN

PAR E. PRUD'HOMME

Chirurgien-Dentiste

35, RUE DU GOUVERNEMENT, 35

(près la rue de Remicourt)

A SAINT-QUENTIN (Aisne).

> « Quelle est la jeune femme
> » qui sans dents ose sourire ? »
> Dom MURBPH.

SAINT-QUENTIN : chez tous les Libraires.

1865.

CHAUNY. — TYP. BUGNICOURT, IMPASSE FOUQUET.

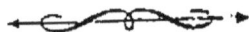

AVANT-PROPOS.

Rien n'est, je crois, aussi difficile que de traiter d'une manière attrayante un sujet aussi ardu que celui-ci. En effet, que dire d'aimable et de spirituel en parlant chicots, fausses dents, caries, tartre, opiats, poudres dentifrices, extractions, cautérisations, etc.? Pas grand chose assurément. Cependant nous allons tâcher d'être aussi peu ennuyeux que possible. Nous parsèmerons, chaque fois que le sujet le permettra, nos chapitres d'anecdotes plus ou moins gaies; cela fera diversion. Elles seront la sauce du plat, heureux si elles parviennent à le faire avaler, je veux dire le faire lire. Ceci dit, je termine cet *avant-propos* en suppliant les personnes que j'aurai ennuyées de ne m'en pas garder rancune, ayant fait de mon mieux pour tâcher de les distraire.

Que l'intention soit considérée comme le fait, cette fois encore, et je ne me plaindrai pas.

CHAPITRE PREMIER.

Le Dentiste en Province.

Il y a vingt ans, il n'y avait guère que les personnes fortunées qui pouvaient se permettre le luxe des fausses dents. Aujourd'hui les choses ont bien changé. Dans toutes les classes de la société, vous rencontrez des bouches qui nous doivent leur parure.

Ceci tient à deux choses : la première c'est que le nombre des dentistes est plus considérable ; la seconde, c'est que nos prix ont beaucoup baissé.

Il y a vingt ans, une ville de trente mille âmes possédait un dentiste, et le plus souvent ce dentiste n'arrachait que les dents, les plombait et les nettoyait tant bien que mal.

Aujourd'hui nous sommes, y compris les deux dentistes qui viennent de Paris deux fois par mois, nous sommes, dis-je, *cinq* qui arrachons et posons des dents à Saint-Quentin. Sommes-nous trop ? Je l'ignore. Ce que je sais, c'est que les fortunes ne se font plus aussi rapidement que jadis dans notre profession.

Une dent qui, il y a vingt ans, se payait vingt, vingt-cinq francs et même plus, se paie aujourd'hui huit, dix ou douze francs et même moins. Est-ce un bien? Oui, car il est juste que tout le monde puisse profiter d'une chose aussi utile, je dirais même indispensable. Nous nous occuperons plus loin de cette question; pour le moment, occupons-nous du dentiste en province.

Je ne prétends pas dire aux dentistes de Paris : Vous n'êtes que des ignorants, des gens ineptes; vous ne nous valez pas, non, mais je veux établir un fait, lequel doit réhabiliter, selon moi, le dentiste de province.

D'abord presque tous les dentistes, aujourd'hui, font leurs études et leur apprentissage à Paris. Ils sont donc, par le fait, *Dentistes de Paris*. Maintenant, que Paris ou la province les possède, en auront-ils plus ou moins de talent? Non, le lieu ne fait rien à la chose. Mais , me dira-t-on, quand on se sent un véritable talent , on reste à Paris. Oui, quand on a de la fortune à dépenser pour se créer une réputation, toujours lente à se faire, tandis que, en province , un dentiste de talent perce d'emblée. Tout le monde se connaît ou à peu près, et quand on a été bien soigné on le dit, et chacun désigne votre cabinet avec confiance, ce qui fait qu'en six mois vous obtenez, en province, une réputation qu'à Paris , vous auriez mis dix ans et même plus à obtenir.

Il est vrai que l'incapacité y est vite dévoilée, tandis qu'à Paris la plupart des dentistes voient avec plaisir la leur inaccusée ; aussi finissent-ils par se croire des artistes hors ligne, et ne se

sentent-ils pas trop honorés quand on les appelle
« docteurs. »

Le dentiste, en province, s'il veut réussir, doit
donc avant tout être habile. Mais cela suffit-il ?
Non. Il faut encore qu'il ait une mise soignée et
une maison commode et très-propre, uniquement
habitée par lui. Car rien ne demande plus de discrétion que l'exercice de notre profession, et personne ne doit pouvoir se trouver à portée d'en-
tendre ce qui se dit dans notre cabinet.

Une jeune dame portant une ou plusieurs fausses
dents, sera-t-elle enchantée qu'on le sache ? Assurément non.

Eh bien, qui peut vous assurer que dans une
maison habitée par deux ou trois locataires ou
même dans un hôtel, personne n'entendra ou ne
verra ce qui se dit ou se passe dans le cabinet du
dentiste ? Pourquoi aller bénévolement s'exposer
à attirer sur soi du ridicule ? (Puisqu'il y a encore
des gens assez sots pour railler ceux qui ont soin
de leur santé), pourquoi ne pas profiter de la discrétion qu'on est certain de rencontrer en telle ou
telle autre maison ?...

Chacun, j'en suis certain, comprendra l'importance de ces considérations.

Le dentiste soigneux de sa clientèle, cherchera
donc toujours à se mettre dans les meilleures conditions de commodité et de discrétion qu'il pourra
trouver, certain que cette clientèle lui en saura
gré. De plus, il doit éviter de porter avec lui des
odeurs désagréables, comme par exemple celles

du tabac et des liqueurs fortes, et avoir constamment ses instruments, ses serviettes et ses mains dans un grand état de propreté.

Dans ces conditions, un dentiste ne peut manquer de s'attirer la confiance et l'estime de chacun. J'ose dire que, surtout en province, il faut être dans ces conditions.

Le dentiste de province doit donc être : habile, exact, bien logé, propre, discret et sobre. Nul, j'en suis persuadé, ne trouvera que ce soit trop de toutes ces qualités, pour exercer une profession à la fois si utile et si délicate.

CHAPITRE II.

De l'Histoire, de la Prothèse dentaire.

On croit généralement que l'art de poser des fausses dents est tout moderne ; c'est une grave erreur.

Il y a des siècles que cet art est en usage.

Pour n'en donner que quelques preuves, nous citerons d'abord un article des lois romaines : *Neve aurum addito, ast quum auro dentes vincti crunt, cum illo sepelire urereve, etc.*

(Les morts pourront être enseyclis ou incinérés avec l'or qui lie leurs dents).

Martial, dans ses épigrammes, se moque de la pauvre Lœlia qui, en même temps qu'un faux œil, portait de fausses dents. Il accuse aussi Æglée et Luconia d'acheter leurs dents. On voit par ces exemples que notre art date de loin. Cependant il s'était, pour ainsi dire, perdu, éteint.

Au XIIe siècle, un arabe, Abulcasis, célèbre médecin, le remit en honneur ; et enfin, vers le milieu du XVIIIe siècle, on recommença à s'en occuper sérieusement. Plusieurs médecins écrivirent sur ce sujet, puis des hommes intelligents inventèrent des procédés qui, certes, avaient déjà beaucoup de mérite, mais qui cependant furent promptement détrônés par d'autres meilleurs ou plus simples.

Aujourd'hui on peut tirer l'échelle, notre art a, pour ainsi dire, prononcé son dernier mot.

Légèreté, solidité, harmonie de teintes, innocuité et durée, nos procédés modernes réunissent tous ces avantages.

Depuis dix ans, notre art a fait un tel pas, que les vieux praticiens n'ont pu le suivre.

L'art dentaire est devenu trop jeune pour leur vieille méthode, et cependant, combien de ces vieux dentistes sont, malgré cela, demeurés de dignes et recommandables artistes.

Mais eux-mêmes, du reste, avouent parfaitement

le progrès accompli et confessent sa supériorité. Car, Dieu merci, malgré notre mauvaise réputation, notre art s'honore de posséder beaucoup d'hommes de progrès et véritablement consciencieux.

CHAPITRE III.

Contre quelques préjugés.

Ce petit livre est écrit pour notre clientèle, et nous avons à cœur de l'emplir aussi utilement que possible : *Utile dulci*, dit le poète ; s'il n'est pas, si nous ne pouvons parvenir à le rendre « *dulci* » rendons-le au moins « *utile.* »

Dans cette intention, nous allons dire à nos lecteurs ce qu'il faut le plus souvent croire des discours des alarmistes, et de quelle oreille on doit écouter les propos tenus contre les personnes qui portent de fausses dents.

On a partout raconté l'histoire de personnes étranglées par leurs fausses dents. Cela est *peut-être* arrivé une fois. Loin d'être si dramatiques, les histoires *vraies* qu'on pourrait raconter à propos

des fausses dents sont, au contraire, très-comiques.
Par exemple le fait suivant :

Un vieux monsieur invité à dîner dans une maison où on l'avait présenté comme étant un vieillard des plus gais, des plus charmants, est placé à table près d'une jeune dame fort... *causeuse*. Pendant le repas, elle ne manque pas de complimenter son voisin et sur sa bonne mine, et sur sa gaîté, et sur la *beauté de ses dents*, lui disant qu'à son âge il était rare d'en avoir d'aussi belles et surtout d'aussi bien rangées. A chacun de ces compliments le monsieur souriait et s'inclinait disant qu'en effet, *grâce au Ciel*, malgré ses 70 ans, il avait encore, comme on dit, *bonnes dents* et *bon œil*; qu'il ne savait pas encore ce que c'était qu'un instrument de dentiste. (Oh ! oh !).

A peine avait-il prononcé ces derniers mots, qu'au grand étonnement des convives, un *énorme dentier* tombe de la bouche du beau vieillard au beau milieu d'un plat qu'on passait....

Chacun, on le pense bien, se mit à rire à cette scène imprévue. On m'a même assuré que le Monsieur qui, à *70 ans ne savait pas encore ce que c'était qu'un de nos instruments*, ne fut pas le dernier à prendre part à l'hilarité générale.

Ceci arriverait très-difficilement avec les dentiers que nous posons aujourd'hui, leur légèreté et leur parfaite adaptation, en rendent la chûte pour ainsi dire impossible.

Lorsqu'une personne manifeste l'intention de se faire poser des dents, voici ce qu'on ne manque jamais de lui dire : Gardez-vous en bien, les dents qu'on vous posera détruiront celles qui vous restent, puis vous sentirez mauvais de la bouche, et, chose capitale, vous ne pourrez manger sans les ôter chaque fois que vous serez pour vous mettre à table.

Tout cela, chers lecteurs, est on ne peut plus exagéré. Non seulement nos pièces ne détruisent pas (avec les systèmes modernes) les dents qui restent, mais elles leur servent de tuteur, les préservent d'un ébranlement certain.

Pour ce qui est de sentir mauvais, nous pouvons assurer que c'est entièrement faux, quant à ce qui regarde les personnes propres.

Maintenant à ceux qui douteraient qu'on puisse se servir de nos dents pour manger, nous les livrons à l'essai ; et, pour ce qui est de les adapter, cela se fait sans la moindre douleur, et sans l'extraction d'aucune dent ni racine. Après cela, le doute est-il permis ? Non. Alors pourquoi demeurer sans dents ?

Personne, maintenant, j'en suis sûr, après avoir lu ce qui précède, ne voudra plus rester édenté. C'est si peu joli un sourire où les dents manquent, et c'est si gênant de n'oser sourire que lorsqu'on est seul... et sans glace... N'est-ce pas, Mesdames ?

———

CHAPITRE IV.

De la nécessité d'avoir des Dents.

Un écrivain moderne, M. Ernest Blum, je crois, écrivit une fort jolie étude de *la Vie vue dans la glace d'un coiffeur*. Son héros y voit ses cheveux s'en aller un à un, et enfin un beau jour il finit par s'y mirer, le chef *en genoux*. Huit jours après sa calvitie disparaît sous une *bienfaisante perruque*, qui le garantit et des rhumes de cerveau et des maux d'oreilles.

On pourrait écrire le pendant de cette étude qu'on intitulerait : *la Vie vue dans la glace d'un dentiste*(1).

Les péripéties ainsi que le dénouement seraient, avouons-le, exactement les mêmes.

Les dents s'en allant une à une, les mâchoires complètement dégarnies, et enfin un *bienfaisant ratelier* préservant des indigestions et des maux d'estomac. Avantages qui ont bien leur prix, on le reconnaîtra.

Lorsqu'on voit une personne jeune encore, dépourvue de dents, n'éprouve-t-on pas, malgré soi,

(1) Nous allons commencer cette étude, dont nous aurons le plaisir de faire présent à nos clients.

un sentiment de compassion? Ne se dit-on pas
« quel dommage! »

Et lorsque, muni de toutes ses dents, broyant
les aliments avec une merveilleuse facilité, on se
trouve à table devant un pauvre édenté, mâchant
avec peine et obligé de se nourrir, pour ainsi dire,
de soupe et de légumes, ne pouvant, à cause de son
infirmité, toucher à ces succulents bifteck , à ces
délicieuses côtelettes que vous dévorez avec tant
d'appétit, et qui vous font tant de bien, n'est-on
pas porté à plaindre de tout son cœur le malheureux condamné à se priver ainsi des meilleures
choses?

Quelle personne pourrait être assez cruelle pour
le railler s'il cherchait à porter remède à cet état
de choses, par les moyens que met à sa disposition
le Prothèse Dentaire ?

Je suis persuadé que personne ne le blâmerait,
qu'au contraire tout le monde l'exhorterait, s'il s'y
refusait, à nous venir voir.

Brillat-Savarin n'a-t-il pas dit: « un plat ne peut
sembler bon, si l'on n'a a pour le mangérgrandap-
pétit et bonnes dents. »

Il est donc *nécessaire* d'avoir des dents, et pour
bien des motifs, dont les plus puissants sont
ceux-ci :

Quand les dents tombent, on mâche mal;

Les joues se creusent ;

Les mâchoires se croisent jusqu'au point de for-
mer cette difformité appelée *menton de galoche*.

L'émission des sons est embarrassée, et, pour

clore cette triste énumération, une salivation presque continuelle a lieu.

Horror ? horror ? horror ? comme dit Scheaskspeare.

CHAPITRE V.

Des divers procédés de prothèse dentaire.

Les annonces des journaux de Paris et de province ont chanté sur tous les tons les dents :
Osanores,
Inaltérables,
Cristallisées,
Cristallines,
Minéro-Adamantines,
Inoxydables,
Confortables (sic),
Monoplastiques,
Émo-plastiques, etc., etc.

Il n'est presque pas de dentiste n'ayant un terme à lui pour désigner une chose que tous ses confrères emploient comme et aussi bien que lui.

De tout cela, il existe des dents minérales, des dents humaines et des dents dites *osanores*, autre-

ment dit des dents faites avec les dents d'hippopotame.

Le nom donné à ces dents (osanores), me rap-
pelle une petite anecdote racontée par le regretté
poète Henri Murger, dans *ses propos de ville et
propos de théâtre.* La voici :

Les rédacteurs du *Corsaire*, journal fantaisiste,
s'étaient mis en grève, demandant une augmenta-
tion de dix centimes par ligne. Le malheureux
rédacteur en chef, Saint-Alme, ne pouvait faire
droit à cette réclamation, il voulut essayer de se
passer des mutins qui avaient établi leur quartier
général au *Café Momus.*

Mais le journal perdit tant, qu'à la fin il vit bien
qu'il lui faudrait traiter, se soumettre, quand un
hazard providentiel vînt le tirer d'embarras.

Je laisse Murger conter lui-même le fait ; sa
prose, j'en suis certain, vous reposera un peu de
la mienne. Je copie textuellement.

« A cette époque, W. R. qui avait des relations
avec le journal où il faisait imprimer des réclames,
avait eu l'idée de composer un poème didactique
intitulé : les *Osanores* ou la *Prothèse dentaire.*
Avant de le publier, il apporta son poème à Saint-
Alme, avec lequel il était lié, et lui demanda quelques conseils. — Saint-Alme lui conseilla d'abord
de mettre sa poésie en pension dans une maison
d'orthopédie. Il n'y avait pas, en effet, un vers
qui ne fut bossu, boiteux, hancal ou pied-bot. Si
M. Bovary avait vécu à cette époque, le poème
des *Osanores*, aurait pu lui fournir une magnifique

clientèle. Sur la proposition de Saint-Alme, W. R. consentit à faire corriger son manuscrit, et à payer les corrections cinquante centimes le vers. » — Murger dit ensuite qu'armé du précieux manuscrit, Saint-Alme fut trouver les grévistes, les sermonna, promit les dix centimes demandés pour le jour où le *Corsaire* compterait *cent mille abonnés.* »

Mais en attendant, dit l'un des conjurés?

Saint-Alme, montrant aux jeunes crétins qui étaient tous plus ou moins rimailleurs, le manuscrit des *Osanores*, leur expliqua sous quelle forme l'encouragement leur serait accordé. La rédaction du journal restait maintenue à son ancien chiffre; mais chacun des rédacteurs privilégiés recevrait comme prime une certaine quantité de poésie osanorienne à remettre sur pied, moyennant une gratification de 50 centimes le vers.

Le tarif des encouragements était ainsi gradué :

Un feuilleton intéressant donnerait droit à une prime de 40 vers ;

Une nouvelle à la main bien renseignée, 20 vers;

Un article susceptible d'amener un changement de ministère, 25 vers ;

Un article susceptible d'amener une demande en réparation, 30 vers ;

(Le journal, dans cette circonstance, s'engageait à fournir le témoin et le fiacre).

Une critique sanglante était rétribuée 15 vers ;

Le trait piquant, 5 vers ;

La simple boutade, 2 vers,

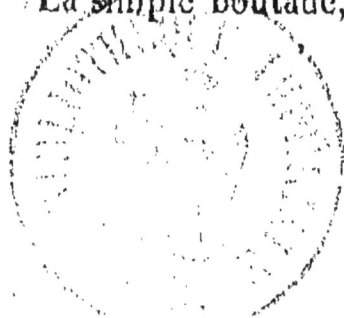

Ces conditions ayant été acceptées, les révoltés amenèrent leur pavillon, et la réconciliation fut signée dans les flots d'une canette, que Saint-Alme fit monter à ses frais, — mais pas *assez fraîche*, interrompit Banville, qui reçut immédiatement l'encouragement réservé au trait piquant.

Le soir même, le *Café Momus* fut illuminé en vers osanores !...

Quelque temps après, le fameux poème parut sous la signature de W. R., il eut un petit succès d'estime, comme disent les critiques, mais il mit à la mode et l'inventeur du mot *osanore* et la matière ainsi baptisée, l'heureux dentiste fit fortune...

Et cela devait arriver, car avec son procédé, chaque année, comme à l'échéance d'un coupon de rente, il voyait son client de l'année précédente lui venir demander un nouveau dentier, car l'osanore a l'immense avantage (pour le dentiste) d'être, au bout d'un an, si corrompu et si infect, qu'il est impossible de le pouvoir conserver plus longtemps.

Et dire que c'est cette abominable chose que les petits crétins de Saint-Alme (gens de beaucoup d'esprit et d'intelligence), chantèrent en chœur. Il est vrai que l'un d'eux, plus tard, fit, sur commande, de semblables poèmes à tous les industriels qui voulurent bien soudoyer sa muse complaisante et peu scrupuleuse.

Si la poésie vit de fictions, dit notre parent M. Dorigny, dont nous avons long-temps partagé les travaux, c'est surtout lorsqu'elle chante les dents osanores (1).

Nous sommes entièrement de son avis.

En effet, au bout de deux ou trois mois de présence dans la bouche, ces dents s'imprègnent des sucs buccaux, jaunissent et finissent par sentir très-mauvais. Aussi, tout dentiste consciencieux les a-t-il depuis long-temps mis de côté.

Les dents naturelles ont également cessé d'être employées.

On n'emploie plus de nos jours que les dents minérales, qui vont faire l'objet du chapitre qui suit.

Elles le méritent bien.

CHAPITRE VI.

Les Dents minérales.

> « C'est du faux, mais il est aussi beau
> « que le vrai. »
>
> DORIGNY.

Il y a long-temps déjà que l'on emploie ces sortes de dents; seulement on les employait généralement montées sur des bases de métal. (Or, platine, étain, et même melchior et argent !)

(1) Question d'art dentaire. — Page 28.

Ces bases s'accrochaient après les dents qui res-
taient au moyen de fils d'or ou de platine. Ces fils
ne tardaient pas à entamer le collet de la dent,
laquelle était bientôt entièrement coupée ; c'est
ce qui a fait dire : « Faites-vous poser deux dents,
et bientôt il vous en faudra quatre. »

L'invention de ces dents est due à un dentiste
habile d'il y a cinquante ans, M. Dubois de Ché-
ment, et leur perfectionnement à un de nos oncles,
M. Didier, qui, pendant plus de quarante ans,
exerça notre profession à Paris, rue Richelieu, 18.

L'académie de médecine, après le rapport d'une
commission composée de MM. les docteurs Oudet,
Malgaigne et Duval, lui a même, à ce sujet, dé-
cerné les éloges les plus flatteurs. Notre oncle est
le seul dentiste qui ait été l'objet de semblable
faveur.

Aujourd'hui, de perfectionnement en perfectionnement, on est arrivé à donner à ces dents une
telle ressemblance avec les dents naturelles, que
l'œil le plus exercé y est souvent trompé.

Rien n'est plus vrai que cette délicatesse de
teinte et de forme. Ajoutons que ces nuances sont
obtenues par milliers, et qu'il n'est pas de bouches,
jaunes ou noires, qu'un dentiste bien fourni ne
puisse rassortir.

Les bases de métal disparaissent chaque jour de
plus en plus, et l'hippopotame (*osanore*)! est complètement délaissé, excepté cependant par les char-
latans qui ne soignent pas mais exploitent leurs
clients, gens qui font la honte de notre profession,

et avec qui nous rougissons d'être par fois confondus.

Avant peu on n'emploiera plus que ce que depuis trois ans déjà nous employons presque exclusivement. « la vulcanite » ou autrement dit : le caoutchouc vulganisé pour monter les dents minérales.

Ces bases ont le grand avantage d'être très-légères, de pouvoir être polies dans la perfection, d'être moins dures que les dents naturelles, ce qui fait qu'il est complètement impossible qu'elles les usent. De plus, les bases de vulganite n'ont aucune odeur et s'adaptent aux gencives, au point qu'on pourrait dire qu'elles y adhèrent.

Par ce système, dents et bases jouissent de la plus *grande incorruptibilité*. Aussi, pouvons-nous, sans crainte, les garantir à nos clients pour dix ans, et être certains de n'avoir point de reproches à essuyer.

Je n'hésite pas à dire qu'*elles ne laissent rien à désirer !* lorsqu'elles sont posées par une main habile.

CHAPITRE VII.

De ce qu'on doit à sa bouche.

Dans divers articles sur les *dents humaines* que nous avons eu l'honneur de publier dans le *Journal de Saint-Quentin* (4, 14 et 30 juin 1865). Nous avons donné les meilleurs conseils que nous puissions donner dans l'intérêt de la conservation des dents.

Nous allons, pour nos clients, recommencer ce travail.

Une personne soigneuse de ses dents et de leur santé, devra chaque jour en se levant se rincer la bouche avec un peu d'*eau dégourdie*, c'est-à-dire n'étant plus froide, mais n'étant pas encore tiède. Deux fois par semaine, avec une brosse ni trop dure ni trop douce, se bien frotter les dents et les gencives et employer comme dentifrice: d'une part, un peu de bonne eau-de-vie, environ un demi petit verre dans un sixième de verre d'eau à peine chauffée, comme élixir, et de la poudre de charbon mélangée de quinquina à parties égales, comme poudre.

Pas d'opiats, le miel qu'ils contiennent, étant nuisible aux dents.

Ceci faisant, on aura constamment la bouche

dans un parfait état de propreté, — et, propreté, on le sait, est mère de santé. — Sitôt que vous vous apercevez qu'une dent est gâtée ou seulement *tachée*, hâtez-vous de nous venir rendre visite. *Car nous guérissons les dents malades, à la condition qu'on nous les confie à temps.* Le plus habile docteur, du reste, ne sauvera son malade qu'à cette condition d'*être appelé à temps.*

O vous qui sacrifiez si bénévolement une dent, si vous saviez combien vous la regretterez plus tard, cette pauvre dent, je suis persuadé que vous n'hésiteriez pas à nous en venir demander de suite *la guérison* sans attendre le jour où il n'y aura plus, hélas! de praticable — que l'*extraction.*

Opération barbare que nous voudrions voir à tout jamais délaissée. Ce qui plus tard viendra certainement, le jour où le dentiste réhabilité jouira de la confiance qu'on accorde à son médecin, car le dentiste, le *véritable dentiste*, est, dis-je, le *médecin de la bouche*, et son rôle pour la santé du reste du corps est plus important qu'on ne, le suppose généralement. Demandez plutôt aux édentés à qui nous avons rendu la santé en leur adaptant des dents.

Sitôt qu'une dent manque ne pas oublier de la faire remplacer, si le dentiste le juge nécessaire.

Ne faire avec ses dents, *si fortes qu'elles soient*, aucuns tours de force, lesquels se terminent si souvent par le bris ou l'écaillement d'un ou de plusieurs de ces importants osselets.

Surtout se garder de confier sa bouche à ces

dentistes nomades, qui vont de maison en maison, vous plombant, arrachant et nettoyant les dents, et vous vendant des dentifrices qni vous blanchissent *instantanément* les dents.

Ces dentistes passent une fois et ne repassent jamais. Voici pourquoi : pour vous nettoyer les dents ils se sont servi d'acides; pour vous les plomber de *papier d'étain*, dont on se sert pour envelopper le chocolat, et encore vous ont-ils, avec ce papier, comblé des intestices de dents en vous disant que ce sont des caries, — leurs dentifrices sont des drogues sans nom, *très-nuisibles*. Bref, il nous suffira de dire que le passage d'un tel individu est comparable au sévissement d'une épidémie qui ne s'en prendrait qu'aux dents. — Je ne comprends même pas qu'en France on puisse encore tolérer de tels industriels, — quand on poursuit de toute la rigueur des lois l'exercice illégal de la médecine.

Espérons que cet abus aura bientôt un terme, nous exprimons ce vœu et dans l'intérêt de la morale et de la santé publiques.

Ce qu'on ne devrait pas oublier de faire, surtout, c'est, lorsqu'on s'est choisi un *bon dentiste*, de lui rendre visite *au moins une fois par an*. D'abord, parce que souvent on peut avoir besoin de ses soins sans le savoir ; ensuite, parce qu'il peut vous donner des conseils hygiéniques, suivant l'état de vos dents et de vos gencives. Soyez persuadé que s'il n'y a rien à faire à votre bouche, nous vous le dirons franchement.

Je termine ce chapitre en recommandant bien de le remarquer, car c'est le plus important de ces *causeries*.

CHAPITRE VIII.

Pour les soins qu'on doit aux Enfants.

Chaque fois que vous voyez un jeune homme, et surtout une jenne fille dont les dents sont mal rangées, n'éprouvez-vous pas une impression dé-sagréable? Ce manque d'harmonie ne vous choque-t-il pas? Et quand vous songez que cette infirmité aurait pu être évitée? Quel est le résultat du manque de soins des parents ou de l'incurie du dentiste qui était chargé de diriger cette dentition? N'êtes-vous pas disposé à blâmer de toute votre force l'un ou l'autre des coupables? J'en suis certain.

Et cependant combien voyons-nous de bouches défectueuses?

Nous l'avons déjà dit dans un de nos articles sur *les dents humaines* (1):

(1) *Journal de Saint-Quentin*, 4 juin 1865. — Article Variétés.

Les parents feront bien de ne placer leurs enfants que dans des pensionnats pourvus de bons dentistes, et de contrôler eux-mêmes les soins donnés; le conseil que je donne ici est de la plus grande importance, d'autant plus qu'une dentition mal dirigée fait quelquefois naître des défectuosités pouvant gêner une vocation, et compromettre un avenir brillant.

Quand les dents se rangent mal, les mâchoires n'arrivent pas à leur entier développement.

Quand la bouche est petite, les sons de la voix sont flûtés et criards.

Tandis qu'au contraire quand la bouche est spacieuse, la voix est ample, sonore, propre aux grands effets oratoires.

Voyez Me J. Favre, ses mâchoires sant larges, sa bouche est grande. Aussi quelle éloquence !

Supposez à Me Favre une denture défectueuse, une bouche petite, alors adieu la sonorité de la voix, partant, adieu l'éloquence, car le plus brillant des discours paraîtra toujours pauvre s'il est dit d'une voix qui n'en saurait faire ressortir les nuances en passant élégamment du grave au doux, de la colère au calme, des tons secs aux tendres, effets qui sont toujours à la disposition de l'orateur pourvu d'un bel organe.

Qui peut se flatter de savoir que son fils ne deviendra pas un avocat célèbre, un orateur distingué, un professeur éminent, un prédicateur hors ligne ?

Personne assurément. D'autant plus que nos

grands hommes ont succédé à d'autres, et que d'autres doivent leur succéder, et ces grands hommes futurs seront nos enfants qui, peut-être, accompliront des prodiges.

C'est ainsi que nous nous exprimions, et tous ceux qui nous ont lu ont, nous en sommes persuadés, été de notre avis.

Le redressement des dents déviées, n'est *aucunement douloureux*, et peut s'opérer facilement jusqu'à l'âge de 14 ou 15 ans; plus tard, il est encore possible, mais beaucoup plus long.

Les parents résidant dans une ville possédant un bon dentiste feront très-bien, agiront sagement, en lui menant de temps en temps leurs enfants dès que leurs dents de lait commenceront à tomber, c'est-à-dire dès l'âge de 6 à 7 ans. Ce faisant, les dents pousseront à coup sûr dans une bonne direction. A cet âge, nous pouvons même corriger les tendences au *menton de galoche*, (la mâchoire inférieure débordant sur la supérieure).

Nous le répétons, ces opérations ne sont aucunement douloureuses.

Maintenant, comme il est des dents temporaires devant tomber à telle ou telle autre époque, on fera bien de ne jamais ôter ou faire ôter une dent à un enfant sans avoir consulté un dentiste capable, surtout pour ce qui regarde les molaires.

Donnons, pour terminer ce chapitre, un excellent conseil aux mères pour les petits enfants qui font leurs dents : se garder d'acheter fort cher une multitude de sirops dits de dentition et de hochets du même nom, vendus pour faciliter, disent leurs préconisateurs, la sortie des dents.

Ces hochets et sirops sont de la plus merveilleuse... inutilité. Ce qui vaut mieux que tout cela, c'est de faire mâcher au pauvre enfant une racine de réglisse ou de guimauve qu'on a, au préalable, fait bouillir dans du lait. C'est, on le voit, facile à faire et peu coûteux. Ajoutons que c'est d'une efficacité certaine.

Pour ce qui est des autres soins, que réclament ces petits êtres, nous renvoyons les mères de famille aux excellents ouvrages des docteurs Guersant, Trousseau, etc., le cadre de ces *causeries* ne nous permettant pas de nous étendre plus longuement sur ce sujet.

CHAPITRE IX.

Spécialement dédié aux Dames.

Tous les poètes ont chanté la beauté des dents... des dames. Fort peu ont songé à chanter celle des hommes, — je n'en connais même pas. — Tandis qu'il n'est pas un auteur qui n'ait écrit cette phrase en dépeignant ou une femme aimée, ou une héroïne de roman : « ces dents étaient un véritable collier de perles, on eut dit lorsqu'elle souriait un riche écrin qui s'entr'ouvrait. »

Nous sommes loin de blâmer ces auteurs, nous ajouterons même que nous sommes heureux d'avouer que nous partageons entièrement leur avis.

Aussi ne comprenons-nous pas qu'une femme puisse froidement négliger une chose à la fois si nécessaire et à sa beauté et à sa santé.

Est-il rien qui vieillisse et enlaidisse plus qu'une brèche dans la denture ?

Oh ! nous dira une jeune femme, je ne veux pas faire remplacer mes dents , on m'accuserait de coquetterie, et puis d'ailleurs je suis mariée, je n'ai plus besoin de plaire... Madame ! Madame ! que dites-vous là ? On vous accuserait de coquetterie? Oui, des sots, mais des gens sensés vous sauront gré, Madame, d'avoir rendue son harmonie première à cette bouche que vous n'osiez plus faire sourire.

Et puis vous êtes *mariée*, dites-vous, et n'avez plus besoin de plaire ? Détrompez-vous , Madame , vous aurez encore besoin de plaire, et cela parce que vous êtes *mariée*. Votre beauté autant que votre bonté, votre douceur, votre tendresse et toutes vos autres qualités solides a su captiver le cœur de votre époux. La perte de vos dents vous laissera intactes toutes les qualités du cœur, mais votre beauté, Madame ?... Votre beauté, Madame, est compromise, et Madame de Girardin vous l'a dit: « Le premier *devoir* d'une femme c'est d'être jolie. » Si vour manquez à ce *devoir*, qui peut vous assurer que vous n'aurez pas à vous repentir ? — Vous cessez d'être *jolie*, mais d'autres le sont encore, et... dame, réfléchissez.

Madame la marquise de Créqui disait : « quand on a été belle, on a bien du mal à s'avouer du jour au lendemain qu'on a cessé de l'être. J'ai été assez heureuse pour compter plus de cinquante ans sans m'apercevoir des ravages du temps. J'avais le goût des ajustements coquets, et lorsque ma femme de chambre me demandait quelle robe je voulais mettre, — ma robe rose et mes rubans vert-gai, répondais-je ; je les ai mis hier, pourquoi ne les porterais-je pas aujourd'hui ? — Ce n'est que lorsque tombèrent mes dents que je dis adieu à ma chère robe rose et à mes chers rubans vert-gai. »

N'a-t-on pas dit aussi que le premier trait d'esprit d'une femme était sa figure, et son argument le plus victorieux, son sourire? Et Madame de Staël ne s'est-elle pas écriée que la femme était née, avant tout, pour plaire, qu'elle ne vivait que pour cela, qu'elle ne vieillissait qu'avec le regret de n'avoir pas assez plu, et ne mourait que désolée de ne plus plaire ? Ce sont cependant des femmes qui me fournissent ces arguments, et nulles, je crois, ne sont et ne peuvent être invoquées avec plus de raison. S'il est des expertes sur cette matière, ce sont bien elles assurément.

Mais me direz-vous encore, mon mari, quand nous en parlons, me dit que je suis bien comme cela... Votre mari ment, Madame, il pense, en vous disant cela au prix que vous coûterait cette reparation ; mais, rassurez-le, nos prix sont on ne peut plus abordables, nous nous mettons au niveau de toutes les bourses. Pardonnez-lui et venez, il vous en saura gré le lendemain, il ne vous le dira peut-être pas, mais il vous le fera comprendre.

D'autres dames se trouvent *trop vieilles*, disent-elles, pour se faire poser des dents.

Trop vieilles ! A quel âge, s'il vous plaît, une femme est-elle *vieille* ?

Madame de Girardin dit encore qu'une femme n'a jamais que l'âge qu'elle paraît avoir. Mais je vous le cède, vous êtes vieille, très-vieille même, et c'est raison de plus de vous faire poser des dents. Car n'ayant plus cette garniture complète, si nécessaire pour bien mâcher les aliments, vous êtes obligée de *mâchonner* péniblement, de très-mal digérer et d'endurer d'affreux maux d'estomac.

Et puis, comme vous êtes très-vieille, vous êtes entourée d'enfants, de petits enfants, et, peut-être même d'arrière-petits-enfants de qui vous êtes la bonne mamam Gâteau, qui ne sont heureux que lorsque vous paraissez être vous-même heureuse, et qui s'alarment à la moindre de vos indispositions. Tout cela n'est donc rien pour vous ?

Oh ! que si, dites-vous, c'est quelque chose ! et quelque chose de bien doux de se voir ainsi entourée et aimée.

Eh bien ! mais alors, ne sentez-vous pas le chagrin que vous éviterez à tous ces êtres qui vous chérissent, en vous conservant à eux le plus long-temps que vous pourrez? Un bon dentier, soyez-en certaine, grand'mamam, prolongera votre existence. Votre bonheur et celui de ceux que vous chérissez et qui vous le rendent si bien.

Il n'est pas ridicule, croyez-le bien, d'aimer la vie, quand c'est pour y faire des heureux ou éviter de faire couler des larmes.

Venez donc à nous avec confiance, amenez-nous vos enfants, petits-enfants et arrière-petits-enfants, tous, ainsi que vous, ont besoin de nos soins. Aux plus petits, nous rangerons ces petites perles qui plus tard auront tant de prix ; aux seconds, nous donnerons de bons conseils et des dentifrices efficaces ; aux autres, nous remplacerons les dents déjà absentes, et, à vous, nous poserons un solide et léger ratelier, avec lequel vous triturerez bien vos aliments, et vous éviterez une série de maux dont l'énumération seule fait frissonner. Parée de ce dentier, votre visage reprendra un aspect plus riant, et votre bouche n'en sourira que plus agréablement à cette pépinière de têtes brunes ou blondes qui, elles, sourient si bien à vos tendres propos.

Ainsi, Mesdames, vous voilà battues, vous ne pouvez rien objecter à tout ce que je viens d'avoir l'honneur de vous exposer. C'est dire que vous ne manquerez jamais, si tôt qu'une de vos dents tombera, de nous en venir demander une autre, et cela dans l'intérêt de votre beauté, de votre santé de votre bonheur domestique, et puis pouvoir, comme la marquise de Créqui, voir arriver la cinquantaine sans vous apercevoir des ravages du temps. Ne vous laissez jamais voir sans dents et vous paraîtrez toujours jeunes.

CHAPITRE X.

Où nous nous résumons.

Chers lecteurs et chères lectrices, nous touchons à la fin de notre tache, encore quelques lignes et nous allons signer ces *causeries* qui vous sont dédiées. Avant de ce faire, résumons en deux mots ce que contient ce petit livre sans prétention, qui ne vous demande qu'une toute petite place dans votre cabinet de toilette.

Se choisir un dentiste propre, sobre et discret,

Habile,

Jeune,

Le visiter au moins une fois l'an,

Et chaque fois qu'on éprouvera la moindre crainte au sujet d'une dent.

Le consulter souvent pendant la mue des dents d'enfants.

En un mot, bien comprendre les immenses services que peut rendre ce dentiste quand il est consciencieux.

Quant à nous, nous pouvons certifier que les personnes qui daigneront nous accorder leur confiance seront aussi bien traitées et servies que chez les plus célèbres dentistes de Paris. Maintenant, pour les clients qui habitent Saint-Quentin ou les environs, nous avons de plus l'avantage d'être constamment chez nous à leur disposition, quoi qu'il leur puisse arriver ; enfin, pour terminer, nous garantissons toutes les dents que nous posons pour 10 ans, par écrit.

Inutile donc de dire que nous vous recommandons d'une façon toute particulière, votre très-humble et très-dévoué serviteur.

EDWARD PRUD'HOMME,

Chirurgien-Dentiste,

35, Rue du Gouvernement, 35.

Près la rue de Remicourt, à Saint-Quentin.

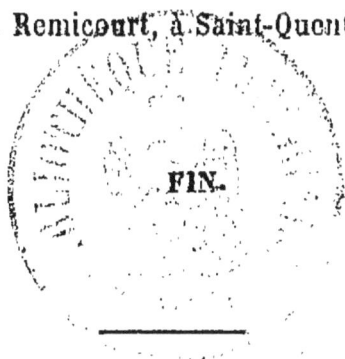

FIN.

TABLE DES MATIÈRES.

Chauny. — Typographie Bugnicourt et Cie.

DU MÊME AUTEUR.

Pour paraître prochainement :

TRAITÉ COMPLET SUR L'ART DENTAIRE.

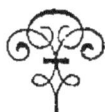

Chauny. — Imprimerie typographique de Bugnicourt et Ce.